AF358379

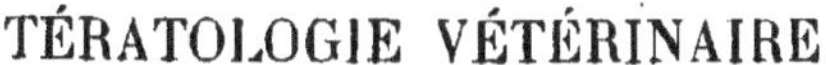

GENRE AUGNATHE

DES MONSTRES DOUBLES POLYGNATHIENS

Mémoire par M. **Arm. Goubaux**,
Professeur d'Anatomie à l'École d'Alfort, etc.

Extrait des *ARCHIVES DE TOCOLOGIE*
No d'Avril 1877.

PARIS

V. ADRIEN DELAHAYE et Cie, LIBRAIRES-ÉDITEURS
PLACE DE L'ÉCOLE-DE-MÉDECINE.

1877

GENRE AUGNATHE

DES MONSTRES DOUBLES POLYGNATHIENS

Mémoire par M. **Arm. Goubaux**,
professeur d'Anatomie à l'École d'Alfort, etc.

Extrait des *Archives de Tocologie*.
(Numéro d'Avril 1876).

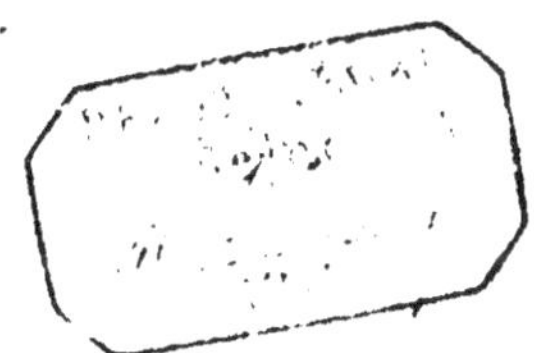

Le temps est venu d'étudier à nouveau les monstruosités qui forment la famille des Polygnathiens, et de constater l'état de la science à leur égard.

Cette famille, qu'a créée Etienne Geoffroy-St-Hilaire, s'es agrandie et, je crois pouvoir le dire, elle s'est complétée par les observations d'Isidore Geoffroy-St-Hilaire. C'est une nouvelle preuve que les progrès se font quelquefois très-lentement dans les sciences d'observation parce que les faits ne se présentent que rarement ; tel est surtout le cas de la science tératologique. Ceux qui cultivent cette science savent que certaines monstruosités sont assez communes, tandis que d'autres sont extrêmement rares. Or, celles qui appartiennent à la famille des Polygnathiens doivent être classées parmi ces dernières.

Les monstres dont il s'agit sont donc très-rares, et il est remarquable que c'est plus particulièrement chez les animaux de l'espèce bovine qu'on les a rencontrés jusqu'à présent.

Je me propose de suivre l'ordre suivant dans l'exposition de ce mémoire :

Première partie.

1° Caractères généraux des monstres Polygnathiens.
2° Division de ces monstres en plusieurs genres.
3° Caractères généraux de chacun de ces genres.

Seconde partie.

Du genre Augnathe. Etude anatomique.

PREMIÈRE PARTIE.

§ 1. *Caractères généraux des monstres Polygnathiens.*

« Il est difficile de concevoir, dit Isidore Geoffroy-St-Hilaire (1), une conformation plus singulière que celle des Polygnathiens. Si l'existence de pareils êtres n'avait été constatée par un observateur dont l'autorité est irrécusable (2); si moi-même je n'avais vu un polygnathien vivant; si je n'avais encore en ce moment sous les yeux sa tête osseuse (3) et celle d'un second individu ; je pourrais révoquer en doute la réalité des conditions organiques que je vais décrire, et ne voir en elles qu'une de ces créations étranges par lesquelles les anciens tératologues se plaisent à étonner la vue et l'esprit de leurs lecteurs. Qu'on se figure, en effet, attachée et comme suspendue à l'une des mâchoires d'un être d'ailleurs régulier, des mâchoires difformes, parfois même une masse très-irrégulière d'os et de cartilages amorphes, dans lesquels il est difficile, et quelquefois même impossible, sans le secours de l'analyse anatomique, de reconnaître l'ébauche d'une tête ; qu'on se la représente couverte de téguments en partie cutanés, en partie muqueux, et l'on aura une idée de l'ensemble des modifications singulières qui caractérisent un monstre Polygnathien. »

Ces caractères généraux déterminés par Isidore Geoffroy-St-Hilaire ne sont plus aujourd'hui parfaitement exacts, surtout depuis la créa-

(1) *Histoire générale et particulière des anomalies de l'organisation chez l'homme et les animaux*, etc., ou *Traité de tératalogie*. Paris, 1836. Voir Tome III page 250.

(2) Etienne Geoffroy-Saint-Hilaire. Voir *Considérations zootomiques et physiologiques relatives à un nouveau genre de monstruosités*, nommé HYPOGNATHE, et établi par trois espèces de veau bicéphales, à têtes opposées et attachées ensemble par la symphyse de leurs mâchoires inférieures. Recueil de médecine vétériniare. Année 1826. Pages 5 et 71.

(3) Et de plus le moule de sa tête tout entière. C'est d'après lui qu'a été dessinée la figure 3 de la planche XX de l'Atlas.

tion qu'il a faite d'un nouveau genre, qu'il a nommé *Desmiognates* ; je vais les reprendre et les compléter.

Quelque singulière et extraordinaire que puisse paraître la conformation des monstres Polygnathiens, il faut tout d'abord savoir que ces monstres sont rangés dans la *classe des monstres doubles parasitaires.*

Tous les individus de cette famille, en effet, sont doubles, mais les deux individus composants n'acquièrent pas le même développement ; l'un, *l'autosite*, acquiert son développement normal, tandis que l'autre, très-avorté, en quelque sorte greffé sur le premier, est un *parasite*, car il tire tous les matériaux de sa vitalité de l'autosite. Mais ici, ce qui est parasitaire, c'est une tête plus ou moins déformée, rudimentaire ou avortée, dans laquelle on ne retrouve le plus ordinairement que les mâchoires, ou même que la mâchoire inférieure, qui sont plus ou moins difformes. Tels sont d'abord les caractères les plus généraux de ces monstres, mais il faut les compléter par la considération de la situation de cette tête ou de ces mâchoires parasitaires.

D'après une loi formulée par Etienne Geoffroy-St-Hilaire, et qu'il a appelée *l'affinité de soi pour soi*, on pourrait croire *à priori* qu'il y a toujours connexion de la *tête* parasitaire (je parle ici d'une manière très-générale) avec la ou les mâchoires autositaires. Isidore Geoffroy-St-Hilaire l'a pensé aussi très-longtemps, jusqu'au jour où de nouveaux faits l'ont obligé à ajouter un nouveau genre à ceux qu'il avait établis dans cette famille.

Ces faits nouveaux ont infirmé la conclusion qu'il avait posée en disant : « Sur quel autre point, en effet, pourrait se fixer un être comparable à nos monstres parasites, sans que ses conditions d'existence et d'union fussent contraires à la loi générale ou à l'affinité de soi pour soi ? »

Il serait inopportun de s'arrêter en ce moment sur cette loi, qui, *à priori*, paraît très-exacte, mais je ne puis laisser passer l'occasion de dire que cette loi souffre beaucoup d'exceptions que j'ai déjà signalées dans un autre travail. Dans le cas présent, cette loi n'est pas absolument à invoquer puisque déjà chez deux individus de l'espèce bovine, on a vu la tête parasitaire suspendue, à l'aide d'un pédicule, dans la région du cou de l'autosite. Nous y reviendrons plus loin ; mais, en conclusion de ce qui précède, nous pouvons dire que *la tête parasitaire ou les mâchoires parasitaires peuvent être en connexion avec celles de l'autosite ou en être assez éloignées.* De sorte que, sans tenir un compte absolu de la situation des parties parasitaires indiquées, nous pouvons dire que le fait de leurs connexions, qui peuvent varier, avec un autosite, constitue le caractère essentiel des monstres doubles polygnathiens. Avec ces modifications apportées aux caractères généraux qu'avait tracés Isidore Geoffroy-St-Hilaire, on peut être assuré que les monstres de cette famille sont très-rigoureusement distingués de tous les autres.

§ 2. *Des genres de cette famille.*

Comme on l'avait fait pour les familles végétales, Isidore Geoffroy-St-Hilaire, dans son beau et remarquable traité de tératologie, a divisé les familles des monstres en genres. Il n'a pas prétendu, car il le dit lui-même, que sa classification embrassait tous les faits qui pouvaient être observés ; mais certainement, au moment où il l'a établie, sa classification embrassait tous les faits qui étaient alors connus. Il n'y a donc pas lieu de s'étonner que des faits nouveaux aient donné lieu à la création de genres nouveaux. Mais ce dont on doit s'étonner à bon droit, c'est que quelques auteurs aient cru devoir, dans certaines familles, établir des genres qui ne constituent que de véritables espèces ou des particularités du genre lui-même. Tous les auteurs n'ont pas respecté dans la même proportion la classification d'Isidore Geoffroy-St-Hilaire ; je l'ai déjà fait remarquer dans un travail sur un monstre célosomien (1). Plus je lis le livre d'Isidore Geoffroy-St-Hilaire, plus je l'admire !

L'auteur du traité de tératologie avait établi d'abord trois genres dans cette famille ; il en a ajouté un quatrième, basé sur de nouvelles observations.

Par conséquent, aujourd'hui, il faut reconnaître quatre genres dans cette famille. Ces genres sont les suivants :

1° Epignathe.

2° Hypognathe.

3° Augnathe.

4° Desmiognathe.

Isidore Geoffroy-St-Hilaire, dans le titre sommaire des monstres de cette famille, a écrit, après avoir énuméré les trois premiers genres, « *Indication du genre paragnathe.* » (Voir tome III, page 250), mais il

____

(1) Communication faite à la Société de biologie, dans la séance de samedi 21 novembre 1868./.

est à remarquer qu'il n'en a parlé nulle part ailleurs. Quoi qu'il en soit, il n'y aurait rien d'étonnant que ce genre fût définitivement établi par de nouvelles observations (1).

Avant de faire connaître les caractères de ces genres, il n'est pas sans intérêt de rappeler l'étymologie du nom de chacun d'eux, telle qu'elle a été donnée par Isidore Geoffroy-St-Hilaire, afin qu'on connaisse bien la signification de ces noms.

Epignathe, d'ἐπί, *sur*, *au-dessus de*, et de γνάθος, *mâchoire*, la tête accessoire étant implantée sur la mâchoire supérieure ou au-dessous d'elle.

Hypognathe, de ὑπό, *sous*, *au-dessous de*, et de γνάθος, *mâchoire*, rappelle l'adhérence de la tête accessoire à la mâchoire inférieure.

Augnathe, de αὖ, adverbe qui exprime le *redoublement*, la *répétition*, et de γνάθος, *mâchoire* : il indique donc un genre chez lequel il y a redoublement des mâchoires, ce qui est le caractère des augnathes.

Desmiognathe, de δεσμός, *lié*, et γνάθος, *mâchoire*.

Enfin, mais comme prévision seulement, je ferai connaître l'étymologie du mot paragnathe, car ce genre reste encore à établir nettement par des faits d'observation. Ce mot dérive de παρά, à côté, et γνάθος, *mâchoire*.

§ 3. *Caractères généraux de chaque genre.*

Voici les caractères généraux de chacun de ces genres tels que les a indiqués Isidore Geoffroy-St-Hilaire.

1. Genre *Epignathe*.

Une tête accessoire, très-incomplète et très-mal formée dans toutes ses parties, attachée au palais de la tête principale.

2. Genre *Hypognathe*.

Une tête accessoire et rudimentaire dans la plupart de ses parties, attachée à la mâchoire inférieure de la tête principale.

3. Genre *Augnathe*.

Une tête accessoire, presque réduite à une mâchoire inférieure, attachée à la tête principale.

4. Genre *Desmiognathe*.

Une tête surnuméraire et imparfaite, qui est unie au sujet principal

____

(1) Je crois devoir signaler ici un fait que j'ai eu l'occasion de voir : Un mouton portait une tête parasitaire et rudimentaire, à la base de l'oreille ou à la partie postérieure de la mâchoire inférieure, du côté gauche./.

par des attaches musculaires et cutanées, non osseuses sous le cou (1).

5. *Genre Paragnathe.*

Nous ne connaissons aucune dissertation de monstre de ce genre. Sa caractéristique serait la pésence d'une tête surnuméraire, imparfaite, qui serait unie au côté de la tête principale ou de l'autosite.

SECONDE PARTIE.

GENRE AUGNATHE. — ÉTUDE ANATOMIQUE.

Le samedi 3 juillet 1875, je reçus de l'un de mes anciens élèves M. Chapard, vétérinaire à Chantilly (Oise), la tête d'un veau de fortes

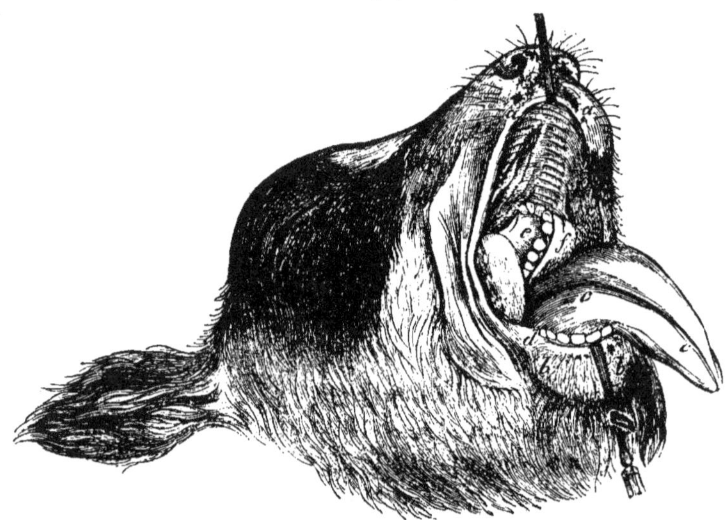

aa. — Lèvre supérieure. — *bb.* — Lèvre inférieure. — *cc.* — Langue droite ou langue de l'autosite. — *dd.* — Extrémité libre de la mâchoire autositaire — *e.* — Extrémité libre de la mâchoire parasitaire. — *f.* — Lèvre inférieure parasitaire.

---

(1) Arm. Goubaux. Voir mon mémoire qui a pour titre : *Sur un taureau monstrueux par greffe d'un individu parasite amorphe sur un autre bien conformé (genre Desmiognathe de M. Isidore Geoffroy-Saint-Hilaire): sur la restitution de celui-ci à l'état normal par une opération chirurgicale, et sur l'organisation de la masse parasitaire.* — Ce travail a été présenté à l'académie des sciences, dans la séance du 16 avril 1855. Ensuite, il a été lu à la Société de biologie, et imprimé dans les *mémoires* de cette Société. Année 1857. Page 279.).

dimensions. Il me parut que l'animal avait été sacrifié pour la boucherie, car la tête avait été désarticulée nettement, au niveau des condyles de l'occipital, ainsi qu'on le fait ordinairement.

Avant de rendre compte de mon examen et de la dissection de la tête, je rapporterai une lettre que M. Chappart m'a fait l'honneur de m'écrire, en réponse à une demande de renseignements que je lui avais adressée relativement au sujet montrueux. Voici cette lettre :

Chantilly, le 6 août 1875.

Cher professeur,

Nous avons l'honneur de vous communiquer les observations faites sur le veau monstrueux dont nous nous sommes empressés de vous adresser la tête, à l'Ecole d'Alfort.

Une vache hollandaise, âgée d'environ 8 ans, saillie le 2 septembre 1874 par un taureau de race normande, âgé de 4 ans, bien conformé, mit bas un veau le 5 juin 1875.

Le 13 de ce mois, nous fûmes appelés à l'hôpital de Chantilly auquel appartient cette vache. Là, nous nous trouvâmes en présence d'un produit du sexe féminin, ne présentant rien de particulier dans sa conformation extérieure, si ce n'est une tête un peu plus volumineuse qu'à l'état normal. La sœur chargée de la surveillance de la vacherie nous fit observer que cette bête avait beaucoup de mal à téter, et surtout qu'elle était très-longue à accomplir cet acte.

Nous voulûmes constater ces faits nous-mêmes, et nous fûmes surpris de voir que non-seulement le trayon de la mamelle de la mère s'échappait à chaque instant de la bouche de la velle, mais encore que le lait s'écoulait en grande partie par les commissures des lèvres. Le peu de lait qui pénétrait dans l'arrière-bouche était avalé par une sorte d'effort de la déglutition, accompagné d'un hochement assez prononcé de la tête.

Après avoir constaté ces faits, la première chose que nous avions à faire était d'examiner l'intérieur de la bouche de ce jeune animal. Nous y reconnûmes immédiatement la présence d'*une double mâchoire*, inerte, et nous pûmes dès lors nous expliquer facilement la difficulté éprouvée par l'animal pour maintenir le trayon dans la cavité buccale. La langue principale étant gênée par la mâchoire surnuméraire, il était impossible à l'animal d'exécuter la succion.

La sœur chargée de la vacherie voulait qu'on abattît immédiatement l'animal, parce que, disait-elle, il ne pourrait pas vivre, mais la supérieure de l'établissement, ayant été consultée, désira qu'on tentât de l'élever.

On confectionna donc un biberon dont le long tuyau pénétrait au-dessus de la mâchoire surnuméraire, et on réussit, à l'aide de cet appareil, à faire prendre à l'animal 10 à 12 litres de lait par jour. Mais tout cela demandait beaucoup de temps, et provoquait souvent une toux violente, causée par la pénétration du lait dans le larynx.

Au bout d'un mois, la velle fut tuée par le boucher, et c'est alors que nous demandâmes la tête de l'animal pour vous l'adresser à l'Ecole. Nous apprîmes alors que l'animal était devenu d'une grande maigreur, et qu'il lui était devenu impossible d'avaler la moindre gorgée de lait.

Il est à remarquer que depuis le temps que la vache (la mère du sujet monstrueux) appartient à l'hôpital de Chantilly (5 ans), elle n'a jamais donné de sujet monstrueux. Cependant on peut mentionner qu'une fois elle mit bas deux jumeaux, qui ont parfaitement vécu.

Signalons encore que, il y a deux ans, elle fit un avortement, à six mois de gestation, à la suite d'une tympanite déterminée par l'ingestion d'une grande quantité de plantes vertes.

Durant la gestation du sujet monstreux, rien de particulier n'a été observé. La sœur a seulement fait la remarque que le ventre de la vache avait un grand volume, et qu'on pouvait croire qu'elle aurait encore cette fois deux veaux.

Au moment du part, les personnes qui étaient présentes nous ont affirmé qu'il s'était écoulé, avant la sortie du veau, une quantité de liquides qu'elles ont évaluées à 15 seaux. Quoiqu'il y ait de l'exagération dans cette appréciation, on peut croire à une hydropisie de l'amnios.

Quant au taureau, père du sujet monstrueux, il n'est pas à la connaissance du propriétaire qu'il ait jamais produit un animal monstrueux.

Recevez, etc.

Signé : A. CHAPARD et LANGE, vétérinaires
à Chantilly (Oise).

Conformation extérieure de la tête du sujet monstrueux.

Cette tête a les dimensions de celle d'un veau ordinaire de boucherie. Son ensemble est d'une bonne conformation et les deux lèvres en rapport par leurs bords libres.

La couleur des poils qui recouvrent la tête n'est pas uniforme : elle est généralement blanche; mais, du côté droit, une tache noire, assez large, entoure l'œil et l'oreille. Du côté gauche aussi, l'oreille est noire, mais la tache noire qui entoure l'œil s'étend en bas, jusqu'à la commissure des lèvres.

Lorsqu'on ouvre largement la bouche, en écartant la mâchoire supérieure de l'inférieure, on constate des faits très-intéressants qui caractérisent une *monstruosité*. En effet, on y observe tout d'abord *deux langues, une mâchoire inférieure comprise entre les deux branches de la mâchoire inférieure principale ; enfin, une double fissure palatine.*

Sans entrer encore dans des détails plus étendus, que je serai obligé de décrire plus loin, je dois tout de suite, pour faciliter la description, considérer le sujet que nous étudions comme un *monstre double parasitaire*, caractérisé surtout par la présence d'une mâchoire parasitaire et d'une langue, situées dans l'écartement des deux branches maxillaires de l'*autosite*, avec la langue de ce dernier.

*Examen de l'intérieur de la bouche de l'*AUTOSITE.

Les *lèvres* ne présentent rien de remarquable sous aucun rapport.

L'*extrémité libre de la mâchoire inférieure* est bien conformée, et porte huit dents incisives bien sorties.

A la partie correspondante de la mâchoire supérieure, il n'y a rien de notable.

En ouvrant largement la bouche de l'animal, on aperçoit tout de suite la langue de l'autosite, dont on voit la plus grande partie avec sa forme normale. De plus, on voit, tout à fait à gauche de la ligne médiane, l'extrémité libre d'une mâchoire inférieure *parasitaire*, d'un moindre volume que celle de l'autosite, qui est placée de champ, de telle sorte que sa face, qui devait être supérieure, regarde la ligne médiane, ou à droite, tandis que sa face, qui devait être inférieure, regarde à gauche, et se trouve être tout à la fois en rapport avec la moitié gauche de la voûte palatine et avec la face interne de la joue gauche.

A son extrémité antérieure, cette mâchoire inférieure parasitaire porte *dix dents incisives*, bien sorties, à peu près de même volume que celles de l'autosite.

La face droite de cette mâchoire parasitaire est tapissée par une portion de peau couverte de poils blancs, qui paraît se comporter absolument de la même manière que la portion de peau qui, d'ordinaire, tapisse l'espace compris entre les deux branches de la mâchoire inférieure ou la région de l'auge.

En avant, on trouve une lèvre inférieure; elle est bien conformée, et ne présente rien de particulier à noter.

La face supérieure de cette mâchoire parasitaire, qui regarde ici du côté droit ou du côté de la ligne médiane, supporte une *langue* dont la face supérieure, terminée du côté droit, est en rapport ou en contact avec la face interne de la joue, au côté droit de l'autosite. Cette langue est moins volumineuse que celle de l'autosite.

Enfin, on voit une double fissure palatine qui est beaucoup plus large du côté droit que du côté gauche, mais qui ne s'étend en avant ou en bas que jusqu'à la cinquième rangée transversale des arceaux du palais, en commençant de bas en haut.

Tels sont les faits principaux qui peuvent être vus facilement en écartant l'une de l'autre les deux mâchoires de l'autosite, ainsi qu'il a été dit plus haut. Il sera possible d'ajouter quelques détails complémentaires de cette description, lorsque, par la dissection, on pourra voir plus profondément dans la bouche. Quoi qu'il en soit, ces détails suffisent, car ce sont les essentiels pour caractériser le monstre que nous allons étudier.

DESCRIPTION ANATOMIQUE DU SUJET MONSTRUEUX.

Squelette.

A. — A part les particularités qui ont été signalées relativement à une *double fissure palatine*, nous pouvons dire, après l'examen attentif que nous avons fait, que la *tête de l'autosite* était bien conformée. Cependant il est une particularité digne d'attention, à cause de ses rapports avec la mâchoire parasitaire, qui doit être mentionnée en particulier ; la voici :

Il existe une petite saillie, à peu près conique, vers la partie moyenne de la face antérieure de la portion mastoïdienne du temporal du côté droit. C'est à l'extrémité libre de cette saillie que s'attachait, par des fibres ligamenteuses, la partie correspondante de la branche droite de la mâchoire parasitaire.

L'hyoïde n'offre aucune particularité.

Chacune des mâchoires de l'autosite portait, à droite et à gauche, trois dents molaires, dont le volume augmentait graduellement d'avant en arrière ou de la première à la dernière. Ces dents étaient plus ou moins sorties en dehors de la gencive.

B. *Mâchoire parasitaire.* — Elle est extrêmement irrégulière, sa description doit être faite eu égard à la situation qu'elle occupait entre les deux branches de la mâchoire inférieure de l'autosite. Elle présente une partie moyenne et deux branches.

(*a*) La partie moyenne, à laquelle nous reconnaîtrons deux faces : l'une droite ou supérieure dans l'état normal et l'autre gauche ou inférieure, ne présente rien de remarquable dans sa conformation.

La face supérieure, concave d'un côté à l'autre, est tapissée par la membrane moyenne, comme dans les conditions ordinaires.

La face inférieure est irrégulièrement convexe transversalement, parce que la moitié gauche de cette mâchoire parasitaire s'avance plus en avant que la moitié droite.

A l'extrémité libre, chacune des moitiées latérales contient cinq dents incisives au lieu de quatre qui est le nombre normal. Ces dents sont bien conformées et rangées.

(*b*) Deux branches font suite à cette portion moyenne, mais elles sont très-inégalement développées; la gauche l'est beaucoup plus que la droite.

Au niveau du col de cette mâchoire parasitaire on ne voit pas de trou mentonnier, ni d'un côté ni de l'autre.

1° *Branche droite.* — Elle est formée de trois pièces situées les unes à la suite des autres. Elle est située dans une position inférieure relativement à celle du côté gauche, et n'a guère que la moitié de la longueur de celle-ci. Sa forme générale est à peu près triangulaire, et elle elle se termine, en arrière et en haut, par une pointe mousse. Elle limite un petit espace intermaxillaire très-étroit.

En arrière de cette extrémité pointue par laquelle se termine la partie principale de cette branche maxillaire, j'ai trouvé dans l'épaisseur des muscles de la langue parasitaire, deux autres petites pièces osseuses que je vais maintenant décrire.

La plus inférieure de ces deux pièces est une petite tige irrégulière, de 0^m,025 de longueur, qui était entourée de beaucoup de tissu fibreux blanc.

Enfin la plus supérieure ou postérieure, plus forte que la précédente, assez épaisse, irrégulière, porte une sorte de gouttière profonde, assez semblable à celle qu'on remarque chez les jeunes fœtus. Le bord inférieur est assez épais, convexe d'avant en arrière, mais ne présente rien de particulier à noter.

2° *Branche gauche.*—Elle est beaucoup plus forte et plus longue que celle du côté droit, et décrit, dans sa longueur, un arc de cercle dont la convexité est supérieure et la concavité inférieure. Elle porte, sur son bord supérieur, trois dents molaires dont le volume augmente graduellement d'avant en arrière, ou de la première à la troisième. Le bord inférieur, concave, ne présente rien de particulier.

L'extrémité supérieure de cette branche, un peu élargie, mais aplatie de dehors en dedans, porte sur son contour supérieur ou postérieur une sorte de bord refoulé, ascendant, et enfin, en haut, deux pointes inégales, séparées l'une de l'autre par une petite échancrure. La pointe antérieure fait un peu plus de saillie que l'autre. On pourrait, avec raison, voir dans ces deux saillies : l'éminence coronoïde et le condyle, mais il est évident que ces deux éminences n'ont pas leur conformation normale.

Enfin, entre les deux saillies dont il vient d'être question, on observe une perforation qui aboutit dans l'épaisseur de la branche maxillaire. Peut-être est-elle analogue au conduit dentaire inférieur, mais il est certain qu'elle ne s'ouvre pas à la surface extérieure de la branche maxillaire, au niveau du col de l'os.

Connexions de la mâchoire parasitaire.

Cette mâchoire était maintenue dans la situation qui a été indiquée par les muscles de la langue qu'elle supportait, et aussi par quelques faisceaux ligamenteux d'un ensemble très-peu fort, à l'extrémité d'une petite saillie que portait sur sa face antérieure la partie moyenne de la portion mastoïdienne du temporal du côté droit. Par leur autre extrémité, ces faisceaux ligamenteux s'attachaient à l'une des saillies situées à l'extrémité de la branche droite de la mâchoire parasitaire.

Après avoir exposé avec tous les détails nécessaires les faits relatifs à l'ostéologie du sujet monstrueux, il nous paraît utile de les résumer pour qu'ils frappent davantage l'attention du lecteur.

Le sujet monstrueux que nous étudions dans ce mémoire appartient à la *classe des monstres doubles parasitaires*.

L'individu qui a acquis tout son développement ou l'*autosite* offre peu de détails ostéologiques importants. En effet, si nous laissons de côté la double fissure palatine, qui se fait assez souvent remarqner dans d'autres monstruosités, nous ne trouvons à noter qu'une petite saillie anormale, située sur la partie moyenne de la portion mastoïdienne du temporal du côté droit. C'est sur elle que s'attachait, au moyen de fibres ligamenteuses, l'extrémité de la branche gauche de la mâchoire parasitaire.

Le *squelette parasitaire* n'est représenté que par une mâchoire inférieure dont la partie moyenne a acquis tout son développement, et porte dix dents incisives au lieu de huit, qui est le nombre normal. Elle est située dans l'écartement compris entre les deux branches de la mâchoire inférieure de l'autosite. Ses branches sont très-inégalement développées ; l'une d'elles seulement, qui porte trois dents molaires, est avortée dans les détails de son extrémité supérieure ; c'est celle du côté gauche. L'autre, celle du côté droit, est morcelée, et se compose de trois pièces, placées les unes à la suite des autres et noyées dans du tissu fibreux blanc.

Cette mâchoire est placée de champ ; c'est-à-dire que sa face supérieure regarde du côté droit, et que sa face inférieure regarde du côté gauche.

Tels sont les caractères principaux de ce genre de la famille des polygnathiens qui a reçu le nom d'*Augnathe*. J'ai tenu à en faire connaître
les caractères ostéologiques avant d'exposer les détails que j'ai observés dans la dissection : ces détails seront mieux compris maintenant.

DISSECTION DU SUJET MONSTRUEUX.

1° *Espace intra-maxillaire de l'autosite.* — Après avoir enlevé la peau
avec précaution dans cette région, j'ai trouvé d'abord la partie correspondante des *deux muscles sous-cutanés de la face.* Il n'y avait là rien de
particulier à noter.

Plus profondément, j'ai vu la terminaison du muscle *sterno-maxil-
laire*, à droite et à gauche sur la ligne médiane, et à peu de distance en
avant du corps de l'hyoïde, j'ai vu la portion musculaire, dirigée transversalement, qui se porte du stylo-maxillaire du côté gauche à celui
du côté droit. A peu près au même niveau, et de chaque côté de
l'hyoïde, j'ai vu l'extrémité inférieure de chacune des glandes maxillaires. Toutes ces parties étaient normales. Il en a été de même des
deux muscles mylo-hyoïdiens. Enfin, j'ai disséqué, à droite et à gauche,
la terminaison des muscles trachélo-hyoïdiens et sterno-hyoïdiens.

Après avoir examiné toutes ces parties, j'ai enlevé la branche
droite de la mâchoire inférieure de l'autosite, afin d'examiner toutes
les parties contenues dans l'intérieur de la bouche, et voici ce que j'ai
reconnu :

Sur son plancher, outre la mâchoire parasitaire dont la direction a
été indiqué plus haut, on trouve *deux langues*, inégalement volumi-
neuses et longues, qui se confondent en arrière ou du côté de la base,
tandis qu'elles sont séparées et distinctes l'une de l'autre dans la plus
grande partie de leur étendue.

De ces deux langues, l'une, celle du côté gauche, la plus volumineuse et la plus longue, appartient évidemment au *sujet autositaire*, et
l'autre, celle du côté droit, la moins volumineuse et la moins longue,
est évidemment celle de l'*individu parasitaire*.

Ces deux langues laissent entre elles un espace angulaire, ouvert en
bas et en avant, et se regardent par leurs bords correspondants, c'est-
à-dire le bord droit de la langue de l'autosite et le bord gauche de la
langue du parasite. Leur face supérieure ne m'a paru présenter rien
de notable.

Les muscles de la langue de l'autosite étaient normaux. Quant à
ceux de la langue du parasite, qui étaient d'une couleur rouge normale, ils m'ont paru s'attacher, en se confondant avec ceux du bord

correspondant de la langue de l'autosite, aux branches de l'hyoïde du côté droit seulement, et sur la mâchoire parasitaire.

ARTÈRES. — L'*artère linguale du côté droit*, en arrivant au bord supérieur ou postérieur du muscle hyo-glosse inférieur ou basio-glosse, et au moment où elle s'engage à la face supérieure ou profonde de ce muscle, se divisait en deux branches, sensiblement de même calibre : l'une se distribuait dans la moitié droite de la langue de l'autosite, et l'autre dans la langue parasitaire. C'était du reste le seul vaisseau artériel qui recevait cette dernière.

NERFS. — (a) Le nerf *glosso-pharyngien* du côté droit fournissait des divisions dans les deux langues : dans celle de l'autosite et dans celle du parasite.

(b) Le nerf *hypo-glosse* du côté droit, à peu près au même niveau que l'artère linguale, se divisait aussi en deux branches et de la même manière : d'une part, pour l'autosite, et, d'autre part, pour le parasite. La branche destinée à cette dernière, fournissait immédiatement plusieurs divisions.

(c) Le nerf *lingual* du côté droit m'a paru surtout destiné pour la moitié droite de la langue de l'autosite. En ce qui concerne la langue du parasite, je reste dans le doute sur la question de savoir si elle recevait des divisions de ce nerf. En effet, je ne puis rapporter qu'à une division de la 7e paire encéphalique ou au nerf facial celle qui, outre la 12e, allait se distribuer dans cet organe.

J'ajoute, pour terminer ce qui a trait aux deux langues, que j'ai vu quatre glandes sublinguales à leur place ordinaire, relativement à chacune des langues.

Le fond de la bouche était représenté par une grande ouverture, où l'on voyait la face supérieure de la base des deux langues se confondre avec le pharynx. Il n'y avait pas de voile du palais. Cependant, on remarquait, du côté droit, une cavité amygdalienne et une amygdale. Au contraire, du côté gauche et à la partie correspondante, il existait une saillie rougeâtre, simplement constituée par la membrane muqueuse.

Plus en arrière, on voyait l'orifice supérieur du larynx avec sa position normale.

Double fissure palatine. — La voûte palatine, très-incomplète, portait une grande fissure, plus large à droite qu'à gauche, et divisée sur la ligne médiane par le bord inférieur du vomer. Du côté droit, le bord inférieur du cornet inférieur était tout à fait à découvert, et paraissait avoir été déformé par suite de son contact avec la partie correspondante de la mâchoire parasitaire, ou de la pression qu'il avait éprouvée de sa part.

Telle est la description des particularités principales que j'ai notées dans la dissection de ce sujet monstrueux. J'ai le regret de n'avoir pas absolument tout vu, mais on comprendra que, dans la dissection d'un sujet anormal, il est possible de laisser passer inaperçus quelques détails.

Je n'ai plus que quelques mots à ajouter pour terminer ce mémoire.

Est-il possible de restituer à l'état normal, et par une opération chirurgicale, un animal monstrueux appartenant à la famille des Polygnathiens et au genre Augnathe?

Cette question ne peut être résolue que par la négative. Il serait du reste inutile d'entrer dans des détails pour motiver cette opinion : elle ressort très-évidente des descriptions anatomiques qui ont été exposées dans ce mémoire.

A. Parent, imprimeur de la Faculté de Médecine, rue Mr-le-Prince, 3